ÉTUDE

SUR LES

EAUX MINÉRALES

D'AMÉLIE-LES-BAINS,

PAR

ACHILLE BOUYER,

Docteur en Médecine de la Faculté de Paris,
Interne en Médecine et en Chirurgie des Hôpitaux de Paris.

PARIS.

RIGNOUX, IMPRIMEUR DE LA FACULTÉ DE MÉDECINE,
rue Monsieur-le-Prince, 31.

1862

ÉTUDE

SUR LES

EAUX MINÉRALES

D'AMÉLIE-LES-BAINS.

AVANT-PROPOS.

Amélie-les-Bains, situé dans le département des Pyrénées-Orientales, sous le 42e degré de latitude, à 235 mètres au-dessus du niveau de la mer, est un petit bourg remarquable par la douceur de son climat et par le nombre et l'abondance de ses sources sulfuro-thermales.

Le village est bâti dans une gorge de la vallée du Tech, limitée par de hautes montagnes qui lui forment une enceinte naturelle et qui la garantissent de la violence des vents qui désolent si souvent les contrées méridionales.

Cette station thermale a pris, depuis quelques années, une très-grande importance, grâce à ses conditions climatériques, qui permettent d'y instituer le traitement thermal à toutes les époques de l'année. Un grand nombre de malades atteints d'affections des organes respiratoires y affluent pendant l'hiver; ils s'y rendent non-seulement pour rechercher l'action bienfaisante de ses eaux, mais encore pour jouir des avantages d'un climat doux et régulier.

La température moyenne de cette saison varie de 8 à 12 degrés centigrades, à Amélie; le thermomètre descend rarement à zéro pendant la nuit : aussi on y cultive, en pleine terre, non-seulement des oliviers, mais encore des lauriers-roses, des cactus, des orangers et des citronniers. L'été est souvent très-chaud; mais la température est ordinairement rafraîchie, l'après-midi, par la brise de mer qui vient du côté de Port-Vendres, en suivant la vallée du Tech.

Le deux saisons les plus agréables, par la douceur et l'égalité de la température, sont, dans ce pays, l'automne et l'hiver. Le printemps est souvent marqué par des variations de température, par des pluies et par des vents du N.-O. et du S.-E., les seuls qui aient accès dans le cirque d'Amélie.

L'air y est toujours pur et dégagé de toute humidité, car les pluies y sont rares et de courte durée, et les brouillards complétement inconnus.

L'altitude peu considérable d'Amélie est importante à signaler au point de vue des affections de poitrine; l'air y est suffisamment dense pour que les malades n'éprouvent pas cette suractivité et cette gêne de la respiration dont ils se plaignent souvent dans les stations élevées.

Outre ces avantages, qui résultent de la situation du pays, il en est d'autres qui se rapportent aux nombreuses améliorations qui ont été apportées, depuis quelque temps, dans les établissements thermaux, en vue des saisons d'hiver.

Un séjour de quelques mois dans ces thermes m'ayant permis d'étudier les différentes propriétés de leurs eaux, j'ai cru devoir réunir le résultat de mes observations pour en faire le sujet de ce travail, que j'ai divisé naturellement en deux parties.

Dans la première partie, j'étudie les caractères physiques et chimiques des eaux et leurs divers modes d'administration.

Dans la seconde partie, je traite de l'action des eaux au point de vue physiologique et thérapeutique, et je m'occupe de leur application au traitement d'un certain nombre d'affections.

HISTORIQUE.

Les thermes d'Amélie, désignés autrefois sous les noms de Bains d'Arles, de Bains-sur-Tech, paraissent avoir une origine fort ancienne.

On trouve en effet, dans l'établissement du Dr Hermabessière, une immense salle de forme rectangulaire, qui semble présenter tous les attributs des constructions romaines; ses dimensions colossales, la forme de sa voûte, l'épaisseur de ses murs, munis de contreforts extérieurs, les restes d'une immense piscine avec un pavé en mosaïque, sont autant de témoignages qui viennent confirmer cette opinion.

Du reste, les sources d'Amélie étant très-rapprochées de l'ancienne voie romaine qui faisait communiquer la Gaule Narbonnaise avec l'Espagne, on s'expliquerait difficilement qu'elles eussent échappé aux investigations de ce peuple, qui était très-partisan des eaux minérales et qui mettait tant d'empressement à les utiliser et à construire des monuments thermaux, dont on trouve des restes dans plusieurs stations des Pyrénées.

Quelle que soit l'époque précise de leur fondation, ces thermes existaient bien avant le VIIIe siècle, puisqu'en 786, Charlemagne les désigna d'une façon spéciale parmi les donations qu'il fit aux bénédictins d'Arles. Plus tard, ces donations furent confirmées par des édits de Charles le Chauve, en 869, et de Louis II, en 878 (1).

Pendant la Révolution, l'établissement thermal devint la pro-

(1) On a retrouvé les titres de ces concessions dans le cartulaire du monastère d'Arles et dans le recueil de l'archevêque Pierre de Marca.

priété de la commune d'Arles-les-Bains, qui le vendit, quelques années après, à M. Hermabessière.

Depuis cette époque, on a créé deux autres établissements à Amélie. L'un a été fondé en 1840 par le Dr Pujade, qui n'a rien négligé pour l'approprier aux exigences que comporte le traitement thermal pendant la saison d'hiver. L'autre est un magnifique hôpital militaire qui a été construit d'après les plans de M. François, ingénieur des mines. Il est séparé des autres établissements par le Mondony, petite rivière qui se jette dans le Tech, à 200 mètres au-dessous de ce point.

Cet hôpital, qui est terminé depuis 1855, est admirablement installé; il est ouvert toute l'année aux militaires, qui y séjournent habituellement pendant une saison de deux mois. Le bâtiment des thermes est placé au centre de l'établissement; il communique indirectement avec les salles des malades au moyen de galeries couvertes. On y trouve des agents balnéaires très-complets et très-perfectionnés qui permettent d'utiliser les eaux, très-abondantes du reste, sous toutes les formes.

Les eaux d'Amélie ont été l'objet de travaux d'un grand nombre de médecins et de chimistes. Les premières publications qui ont paru sur ce sujet sont celles de Lemonnier, en 1739, de Carrière, en 1756, et de Bonafos, en 1775.

Puis sont venus les belles recherches des professeurs Anglada père et fils, les mémoires du Dr Pujade, et, dans ces dernières années, la monographie de M. le Dr Genieys et le travail de M. Rotureau.

Je signalerai, en terminant, les analyses de MM. Bérard, Bouis, Poggiale et Fontan.

Caractères généraux des eaux d'Amélie.

Les eaux d'Amélie appartiennent à la classe des sulfurées sodiques, ou, d'après M. Fontan, à la classe des sulfureuses naturelles.

Elles sont caractérisées par une thermalité très-élevée, une sulfuration moyenne et par une altérabilité très-grande. Les sources qui les fournissent sont très-nombreuses ; Anglada en a décrit quatorze dans son ouvrage. Depuis cette époque, on en a découvert plusieurs autres, mais la plupart n'ont pas été utilisées pour le traitement thermal, et quelques-unes sont appropriées par les gens du pays à certains usages domestiques.

D'une façon générale, on peut dire que toutes ces eaux ont des propriétés physiques et chimiques à peu près identiques, ce qui peut faire supposer qu'elles ont une origine commune ; leur situation, l'identité du terrain d'où elles jaillissent, viennent encore confirmer cette manière de voir. Les différences qu'elles présentent consistent dans quelques degrés de température ou dans de faibles quantités de sulfure de sodium ; nous aurons soin de les constater quand nous étudierons les principales sources en particulier.

C'est au pied de la montagne connue dans le pays sous le nom de *Serrat-d'en-Merle,* et dans un espace très-circonscrit que naissent toutes ces eaux thermales. Cette montagne est formée de roches granitiques très-riches en feldspath, mêlées à une grande quantité de schiste noir argileux.

A leur point d'origine toutes ces eaux sont douées d'un mouvement ascensionnel très-marqué ; l'une des sources s'élève jusqu'à 9 mètres, et porte pour cette raison le nom de *source ascensionnelle.*

Propriétés physiques.

Les eaux prises à leur source sont limpides et incolores, mais elles perdent leur transparence quand on les examine en masse et quelque temps après leur issue du griffon. Elles prennent alors une coloration verdâtre bien différente de la teinte blanche (phénomène désigné sous le nom de *blanchiment*) qui caractérise les eaux de Luchon qui ont subi le contact de l'air. L'odeur sulfureuse (odeur d'œufs couvés) de ces eaux ne devient manifeste que quelques instants après leur sortie du rocher, puis elle finit par disparaître complétement au bout d'un temps variable. De même, leur saveur, qui est d'abord peu prononcée, devient ensuite franchement hépatique et disparaît en même temps que l'odeur.

Leur densité est un peu plus grande que celle de l'eau distillée.

Quand on recueille une certaine quantité d'eau dans un vase transparent, on voit s'élever de la masse du liquide des bulles gazeuses qui sont formées principalement par de l'azote, comme nous le démontrerons. Toutes ces eaux sont plus ou moins onctueuses au toucher, ce qui tient à la présence des sels alcalins et des matières organiques.

Propriétés chimiques.

Les eaux d'Amélie, comparées aux autres eaux sulfureuses des Pyrénées, présentent une minéralisation assez importante. On peut évaluer à 30 ou 35 centigrammes la quantité de substances contenues dans un litre d'eau. Elles ont une réaction alcaline assez prononcée, ce qui est dû à la soude, qui ne s'y trouve pas à l'état libre, mais combinée à l'état de sulfate, de silicate et de carbonate.

L'analyse nous montre que ces eaux contiennent trois sortes de matières :

A. Des matières inorganiques ou salines,
B. Des matières organiques,
C. Des gaz.

A. Les *matières inorganiques* sont :

1° *Soufre*. On le trouve à l'état de monosulfure de sodium ; c'est lui qui sert à caractériser ces eaux, parce qu'il a une importance thérapeutique très-grande, comparée à celle des autres substances qui entrent dans leur constitution. On constate aisément sa présence au moyen de solutions métalliques. Les sels d'argent, de plomb, de cuivre, mêlés à l'eau, y forment des précipités noirs de sulfures métalliques; les précipités formés par les sels de zinc et de manganèsee sont blancs.

Le dosage de cette substance est basé sur l'augmentation de poids qu'éprouvent des lames d'argent qui ont séjourné dans une quantité déterminée d'eau. On emploie aussi très-souvent le procédé indiqué par Dupasquier, la sulfurométrie, qui est d'une exécution plus facile, mais qui n'est pas d'une exactitude irréprochable.

Le poids du sulfure de sodium varie, selon les sources, de $0^{gr},0088$ à $0^{gr},013$ par litre.

Dans toutes ces expériences, il est important d'agir sur l'eau qui vient d'être recueillie au griffon, car le sulfure de sodium, comme nous le verrons, est un principe très-fugace qui a une grande tendance à se décomposer sous l'influence de l'air.

2° *Chlorure de sodium.* Cette substance se trouve dans les eaux en quantité beaucoup plus grande que le sulfure de sodium.

3° *Sulfates.* Ces sels sont en quantité si faible que le chlorure de baryum ne produit dans ces eaux aucun précipité apparent.

4° *Carbonates.* On trouve ces sels en quantité assez notable.

5° *Chaux et magnésie.* Les chimistes n'ont pas pu doser ces bases, parce qu'ils n'en ont trouvé que des traces. D'après quelques auteurs, ces bases n'y seraient jamais à l'état libre.

6° *Soude.* Elle se trouve dans les eaux toujours à l'état de silicate, de carbonate ou de sulfate.

7° *Alumine et oxyde de fer.* Ces bases y sont en quantité très-faible.

8° *Silice et silicates.* Anglada avait signalé la présence de la silice dans ces eaux à l'état libre; M. Poggiale l'a toujours trouvée à l'état de combinaison. Elle y est en quantité assez grande pour qu'on ait pu baser sur sa présence une théorie de leur dégénérescence.

Pour doser la silice, on fait évaporer un certain nombre de litres d'eau sulfureuse jusqu'à siccité. On traite ce résidu par l'acide chlorhydrique; tous les sels sont ainsi convertis en chlorures, et ils se dissolvent dans un excès d'acide; la silice, étant insoluble, se dépose sous la forme d'un précipité gélatineux.

B. *Matières organiques.* Les eaux d'Amélie contiennent une grande quantité de matières organiques, ainsi qu'on peut s'en convaincre en examinant les ruisseaux qui leur servent d'écoulement. On y trouve en effet des dépôts d'une matière azotée blanchâtre ou grise, onctueuse au toucher, d'une consistance assez molle, qui a été étudiée par Anglada sous le nom de *glairine.* Ce chimiste en a décrit plusieurs variétés d'après leur texture et leur coloration; il a admis une glairine floconneuse, une glairine muqueuse, une glairine membraneuse, une glairine compacte zonaire et une glairine fibreuse. Comme variétés de couleur, il a décrit des glaires d'un blanc mat, des glaires d'un blanc sale, des glaires rouges et des glaires brunes; mais toutes ces distinctions sont basées sur la consistance et sur la coloration, qui sont des caractères très-changeants, et qui dépendent uniquement du degré d'altération plus ou moins grand de ces substances. La glairine se trouve dans toutes les eaux sulfureuses; elle a reçu différents noms (*pyrénéine, barégine,* etc.), suivant les auteurs qui l'ont étudiée.

Son origine et sa nature ont été l'objet d'un grand nombre de discussions, et, malgré les nombreux travaux qui ont paru sur ce sujet, ces deux questions sont encore assez obscures.

Quoi qu'il en soit, cette substance peut se présenter sous plusieurs apparences, à l'état de dissolution dans l'eau, à l'état de suspension et à l'état adhérent. Elle paraît être formée de parties organiques ne présentant aucune trace d'organisation, et de parties organisées se rapprochant par leur texture des végétaux cellulaires.

C. *Gaz*. Nous avons vu que les eaux recueillies à la source laissaient dégager une certaine quantité de gaz. Ce gaz, qui est de l'azote mêlé à quelques bulles de gaz hydrogène sulfuré provenant de la décomposition du sulfure de sodium, constitue par sa présence un des caractères distinctifs importants des eaux sulfurées sodiques. Il paraît provenir de la décomposition que l'air dissous dans l'eau a éprouvée en passant sur les couches de matières organiques contenues dans le sein de la terre.

Son dégagement doit être attribué à la diminution de pression qu'il éprouve lorsque l'eau s'échappe du rocher.

Pour doser ce gaz, on se sert d'un ballon auquel est adapté un tube abducteur; on remplit complétement ce petit appareil d'eau sulfureuse, et on place le ballon au-dessus d'un fourneau, en ayant soin de faire pénétrer l'extrémité du tube sous une éprouvette pleine de mercure.

Cela fait, on fait bouillir l'eau jusqu'à ce qu'il ne se dégage plus de gaz. Pour séparer l'azote des autres gaz avec lesquels il est mélangé, on fait pénétrer dans l'éprouvette une dissolution de potasse caustique qui absorbe l'acide carbonique et l'acide sulfhydrique, et on y laisse pendant plusieurs heures un bâton de phosphore pour absorber l'oxygène. Lorsqu'on a ainsi isolé l'azote, qui se reconnaît à ses propriétés négatives, il est facile d'avoir son poids et de le rapporter à la quantité de liquide employé pour connaître la proportion dans laquelle il est dissous dans l'eau.

Dégénérescence des eaux.

Nous avons dit qu'un des caractères des eaux d'Amélie était de s'altérer promptement au contact de l'air et de subir le phénomène qu'on désigne en hydrologie sous le nom de *dégénérescence.*

Il est important de savoir en quoi consiste cette dégénérescence et quelle en est la cause.

Quand on fait refroidir l'eau thermale au contact de l'air, elle perd, au bout d'un temps variable, son odeur et sa saveur, et elle acquiert une légère coloration verte, qui n'est appréciable que sur de grandes masses de liquide; de plus, on constate qu'elle est devenue très-alcaline et qu'elle a éprouvé quelques changements de composition. Si l'on trempe en effet des pièces d'argent dans cette eau, on voit qu'elles ne subissent aucune modification, ce qui prouve que le sulfure de sodium a complétement disparu.

L'analyse démontre que ce principe s'est transformé en grande partie en sulfite et en hyposulfite de soude; mais on ne peut pas l'affirmer, parce que les procédés employés pour séparer les acides sulfureux et hyposulfureux sont encore très-incertains.

Quoi qu'il en soit, ce sulfite et cet hyposulfite de soude se transforment plus tard en sulfate de soude, ainsi qu'on le constate dans les eaux qui ont été recueillies depuis longtemps. D'après quelques auteurs, ce sel pourrait, à son tour, régénérer le principe sulfureux au contact des matières organiques.

La cause de toutes ces transformations du sulfure de sodium a été attribuée uniquement à l'air par Anglada et par M. Fontan. Dans ces dernières années, MM. Filhol et Poggiale ont fait jouer le principal rôle à la silice dans cette décomposition. Ce dernier chimiste croit que l'acide carbonique de l'air se combine avec la soude du silicate, et que l'acide silicique, devenu libre, décompose le sulfure de sodium et détermine la formation de l'acide sulfhydrique. Cet acide se décompose, à son tour, en partie, pour donner lieu, en se combinant avec l'oxygène de l'air, à des sulfites et des hyposulfites de soude.

La portion d'acide sulfhydrique non décomposée est entraînée au début par les bulles d'azote, et c'est à son dégagement qu'il faut attribuer l'odeur et la saveur de l'eau sulfureuse.

Toutes les eaux sulfurées sodiques sont loin de subir le même mode de dégénérescence. Ainsi les eaux de Luchon revêtent, comme nous le savons, une coloration blanche au contact de l'air. Ce phénomène est produit par la précipitation du soufre, qui est le résultat de l'action décomposante de l'air sur le sulfure de sodium.

Les eaux de Baréges exposées à l'air subissent des changements de composition beaucoup moins considérables que les eaux d'Amélie et de Luchon. La silice étant en quantité très-faible dans ces eaux, il en résulte, d'après M. Filhol, que le soufre n'est isolé que peu à peu par l'oxygène de l'air, et qu'il forme avec le sulfure non décomposé un polysulfure de sodium qui reste dissous dans l'eau et qui lui communique ses propriétés si excitantes.

Les eaux d'Amélie ne pouvant pas être employées à leur sortie du griffon à cause de leur température élevée, on est obligé d'en faire refroidir une certaine quantité pour les besoins du service thermal. Il est facile de comprendre, après ce que nous avons dit, que, si le refroidissement se fait à air libre, il ne restera plus qu'une eau très-alcaline et dépourvue de toute trace de sulfure de sodium. D'un autre côté, si les tuyaux destinés à amener l'eau chaude directement du griffon ne sont pas en rapport exact avec le volume d'eau auquel ils donnent passage, l'air, pouvant pénétrer dans leur intérieur, déterminera également l'altération de cette eau.

C'est pour obvier à tous ces inconvénients que M. François a fait exécuter à Amélie des travaux importants, destinés à garantir l'eau des thermes militaires de l'air extérieur. Ces améliorations étaient d'autant plus indiquées que, l'hôpital militaire étant situé à 600 mètres de la source, l'eau arrivait au lieu d'emploi complétement privée de son principe sulfureux.

Actuellement, parmi les tuyaux qui conduisent l'eau dans les thermes, les uns amènent l'eau à sa température native (sans perte notable), et les autres l'eau qui a été refroidie en passant dans un système de serpentins entourés d'eau froide. Tous ces tuyaux s'opposent complétement à l'entrée de l'air, en sorte que l'eau froide et l'eau chaude, coulant toujours à tuyaux pleins, arrivent dans l'hôpital sans rien perdre de leur sulfuration. Dans les deux établissements civils, le refroidissement de l'eau se faisant dans des bassins exposés à l'air, l'eau arrive au lieu d'emploi complétement désulfurée. Il en résulte que les bains et les douches sont alimentés par de l'eau chaude encore pourvue de son élément sulfureux, et par de l'eau refroidie qui ne présente plus que des traces de sulfure de sodium.

Comme on le voit, la conduite et l'aménagement de ces eaux réclament de grandes améliorations. Anglada, qui avait reconnu tous ces inconvénients, voulait qu'on fît des travaux non-seulement pour conserver à ces eaux leur caractère sulfureux, mais encore pour en transformer une partie en eaux thermales alcalines, dans le but de leur faire remplir certaines indications thérapeutiques. Voici comment il s'exprime à ce sujet : «Dans un lieu aussi abondant en eaux sulfureuses d'une constitution semblable à celles de Baréges, ce n'est point par un sacrifice qu'on peut en convertir ainsi une partie en eaux thermales alcalines comparables à celles de Plombières. Il suffit de consacrer à cette destination une des sources disponibles, d'en soumettre le liquide à une aération active, et de l'adapter au service après la désulfuration. Le rapprochement de deux agents médicinaux de nature si différente serait une circonstance dont l'observation médicale pourrait tirer parti pour apprécier plus nettement le caractère de leurs vertus respectives.»

Plusieurs médecins se sont occupés de l'action des eaux dégénérées ; ils s'accordent presque tous à reconnaître à ces eaux des propriétés à peu près analogues à celles des eaux sulfureuses. M. Astrié, qui a étudié spécialement l'action physiologique et thérapeutique des sulfites et des hyposulfites, a reconnu que ces sels agissent de la même manière, qu'ils sont rapidement absorbés, qu'ils exercent sur les matières mucoïdes et albuminoïdes la même action fluidifiante que les sulfures, mais à un moindre degré, et enfin que l'excitation qu'ils produisent dans l'économie est moins marquée que celle qu'on observe après l'absorption du sulfure.

Ce qui semble confirmer ces propositions, c'est que les eaux des établissements civils d'Amélie, qui ne sont qu'un mélange d'eau chaude sulfureuse et d'eau refroidie dégénérée, sont employées avec beaucoup de succès depuis longtemps dans le traitement des maladies qui réclament l'emploi des eaux sulfureuses.

Le contact de l'air extérieur n'est pas le seul agent capable de modifier les propriétés physiques et chimiques des eaux ; les variations atmosphériques peuvent aussi exercer une certaine influence sur leur constitution.

J'ai pu constater plusieurs fois, avec M. le Dr Bélier, pharmacien en chef de l'hôpital militaire, une diminution dans la quantité de sulfure de sodium de 1 à 2 milligrammes dans l'eau recueillie au griffon, et nous avons remarqué que cette modification, qui survenait à la suite de fortes pluies, était toujours précédée d'un abaissement de température de 1 à 3 degrés.

INDICATION DES PRINCIPALES SOURCES.

Analyses des sources.

La source la plus abondante d'Amélie est celle qui alimente les thermes de l'hôpital militaire ; son débit est évalué à 576,000 litres d'eau par vingt-quatre heures. Cette source, qui est connue depuis longtemps sous le nom du Grand-Escaldadou, est située, comme nous l'avons dit, à 600 mètres de l'établissement militaire. Les eaux sont reçues à leur sortie du griffon dans des tuyaux hermétiquement fermés qui les conduisent à leur destination en traversant la rivière au-dessus d'un aqueduc et en remontant dans les réservoirs au moyen d'un siphon.

L'analyse de cette eau, dont la température est de 61°,6, a été déterminée par Anglada et par M. Poggiale.

Voici le tableau comparatif des analyses de ces deux chimistes :

Anglada.		*Poggiale.*	
Sulfure de sodium......	0gr.,0396	Sulfure de sodium.......	0gr.,012
Glairine...............	0, 0109	Chlorure de sodium.....	0, 044
Carbonate de soude.....	0, 0750	Carbonate de soude......	0, 071
Carbonate de potasse...	0, 0026	Carbonate de potasse....	0, 010
Chlorure de sodium.....	0, 0418	Sulfate de soude........	0, 049
Sulfate de soude.......	0, 0421	Silicate de soude........	0, 118
Silice.................	0, 0902	Alumine et oxyde de fer..	0, 004
Carbonate de chaux.....	0, 0008	Chaux et magnésie........	traces.
Sulfate de chaux.......	0, 0007	Glairine................	0, 009
Carbonate de magnésie..	0, 0002	Total.......	0gr.,317
Total.......	0gr.,3039		

Comme on le voit, ces analyses diffèrent notablement.

D'après les expériences d'Anglada, la silice se trouverait dans ces eaux à l'état libre, tandis que, d'après M. Poggiale, elle serait toujours combinée avec la soude; mais la différence la plus frappante de ces deux analyses consiste dans la quantité de sulfure de sodium. Je crois qu'Anglada a beaucoup exagéré la quantité de ce principe, car j'ai essayé de le doser plusieurs fois au moyen de la solution Dupasquier, et j'ai toujours trouvé un chiffre se rapprochant beaucoup de celui donné par M. Poggiale.

Ces différences dans les résultats de l'analyse qu'on retrouve dans l'étude de la plupart des sources minérales s'expliquent très-bien quand on songe que toutes les substances salines sont dans un véritable état d'équilibre instable de composition dans ces eaux. On voit en effet qu'elles peuvent subir des modifications sous l'influence de plusieurs agents. N'est-ce pas par exemple à la température et à la pression qu'on peut attribuer la dissolution dans l'eau de certaines substances qui sont insolubles à la température et à la pression ordinaires ?

Source du Petit-Escaldadou. Cette source, qui n'a pas encore été utilisée, est très-abondante ; elle est située près de la source précédente, avec laquelle elle présente une grande analogie de composition ; sa température est de 61° c. ; sa sulfuration est 0 gr. 011.

Source Manjolet. Cette source surgit à trente pas environ de la source du Petit-Escaldadou, dans un point plus élevé. Les eaux sont recueillies à leur sortie du rocher dans un petit réservoir d'où elles s'échappent pour former une fontaine qui est abritée sous un pavillon couvert. Le débit de cette source est très-peu considérable. La température de l'eau est 39° ; son degré de sulfuration est 0 gr. 011.

Sources de l'établissement Pujade. Toutes ces sources naissent du rocher sur lequel est construit l'établissement, au bord du Mondony.

Les buvettes sont au nombre de sept.

Voici le tableau de leur température et de leur sulfuration :

Buvettes supérieures.

Source	Bouis......	Tempér.,	33° c. ;	sulfuration, 0gr.,011.
—	des nerfs...	—	23	sulfuration insignifiante.
—	pectorale...	—	30	— —

Buvettes inférieures.

Source		Tempér.	Sulfuration
Source	Chomel........	41°	Sulfuration à peu près semblable de 0gr.,011 à 0gr.,0089.
—	Larrey........	42	
—	Bouillaud......	43	
—	Desgenettes....	43	

Sources Amélie et *Glairineuse.* Les eaux de ces deux sources se mêlent à leur sortie du rocher dans un réservoir qui sert à alimenter les bains de la galerie supérieure connus sous le nom de Bains des dames. La température de l'eau est 47°; sa sulfuration est 0 gr. 009. Elle contient une grande quantité de glairine en suspension.

C'est au-dessus du griffon de ces sources qu'on a établi le cabinet dans lequel on administre les bains d'étuves. Ce sont ces deux sources qui fournissent également les vapeurs qui se dégagent dans la salle d'inhalations.

La *source Arago* (temp. 60° c.; sulfuration, 0 gr. 016) et la *petite source ascensionnelle* (temp., 58°; sulf., 0 gr. 013) fournissent l'eau des cabinets de bains et de douches de la galerie inférieure.

La piscine de l'établissement est alimentée par plusieurs sources qui émergent directement du rocher dans lequel elle est creusée. La principale de ces sources porte le nom de *source Anglada;* sa température est 59° et sa sulfuration est 0 gr. 012.

Source dite du Bassin de réfrigération. Cette source est assez abondante ; elle suffit pour alimenter les thermes de l'établissement Hermabessière. Elle surgit très-près de la source du Gros-Escaldadou. Ses eaux présentent une grande analogie de composition avec celles de cette dernière source. Sa température est 61° c., et sa sulfuration, au griffon, est 0 gr. 013.

Modes d'administration des eaux.

Les eaux d'Amélie peuvent être administrées en boissons, gargarismes, bains, douches, bains de vapeurs et inhalations.

Boissons. C'est par verres ou fractions de verres qu'on prescrit ces eaux à l'intérieur. On commence généralement par un quart ou par un demi-verre avant d'arriver aux doses plus élevées. Le médecin, du reste, se règle sur les effets qu'il observe pour augmenter ou pour diminuer la dose. Il est important qu'il se souvienne toujours que les eaux peuvent amener des résultats fâcheux lorsque l'usage en est poussé trop loin ; aussi faut-il qu'il use de tout son ascendant sur le malade pour l'engager à ne pas dépasser la quantité qu'il lui prescrit, en lui montrant tous les dangers qui peuvent résulter de leur abus. Les baigneurs, comme on le sait, ne sont que trop portés généralement à exagérer les doses qui leur sont indiquées. On peut associer avec avantage l'eau sulfureuse aux tisanes, à des sirops ou à des médicaments, selon les indications qu'on veut remplir. Souvent on l'associe au lait pour diminuer l'excitation qu'elle produit et pour masquer son goût fade, qui répugne à certains malades. On l'édulcore quelquefois avec des sirops béchiques ou balsamiques, et dans quelques cas on peut l'employer comme véhicule pour faire absorber certains médicaments.

C'est ordinairement le matin à jeun qu'on prescrit l'eau aux malades ; mais quand la dose est portée à trois ou quatre verres (dose qu'on dépasse rarement), on la fait prendre en partie le matin et en partie le soir, au moins une heure avant le dîner.

Quelles sont les sources auxquelles on doit adresser les malades ?

En premier lieu, nous citerons la fontaine Manjolet, située près de l'établissement Hermabessière, qui jouit depuis longtemps d'une réputation très-grande et très-méritée du reste parmi les gens du pays. Cette eau est en général mieux supportée que les autres, ce qui peut tenir à sa température peu élevée et à son faible degré de sulfuration ; peut-être est-ce à la quantité considérable de glairine qu'elle contient qu'il faut attribuer ses propriétés moins excitantes et plus digestives.

Les eaux des buvettes de l'établissement Pujade présentent entre elles, comme nous l'avons dit, de grandes analogies de composition ; leur sulfuration est plus forte et leur température un peu plus élevée que celles de l'eau de Manjolet, ce qui peut contribuer à rendre quelquefois leur digestion plus pénible.

Gargarismes. Les gargarismes sont fréquemment employés dans le traitement des affections du pharynx ; ils doivent être renouvelés plusieurs fois dans la journée pour qu'ils puissent amener de bons effets.

Lorsqu'on veut modifier la paroi postérieure du pharynx ou l'arrière-cavité des fosses nasales, il est bon de recommander aux malades de renifler l'eau, ou, mieux, de faire passer, par un mouvement d'expuition, l'eau du pharynx dans les fosses nasales.

Bains. Les bains peuvent être prescrits frais, tempérés ou chauds, selon les indications et le but à remplir. Ils peuvent être pris dans une baignoire ou dans la piscine. Leur durée est en rapport avec leur température ; les bains frais et les bains très-chauds sont de courte durée, d'un quart d'heure à une demi-heure. La durée du bain ordinaire ou tempéré dépasse rarement une heure.

On emploie le bain tempéré (32° à 36° c.) quand on ne demande à l'eau que les effets qui résultent de l'absortion de ses principes minéraux. Le bain est prescrit frais (28° à 32° c.) quand on veut modifier les effets excitants de l'eau par l'action sédative du froid. Enfin le bain très-chaud (36° à 41° c.) est indiqué toutes les fois qu'on veut ajouter à ces effets l'excitation due à la chaleur.

Dans le cas où on aurait à redouter l'action excitante de l'eau sulfureuse, il serait utile d'employer des bains mitigés avec l'eau simple, ou, ce qui est préférable, des bains avec l'eau des sources Amélie et Glairineuse, qui est très-peu minéralisée et qui est très-riche en matières organiques.

Les bains de piscine sont fréquemment employés ; ils ont l'avantage de fournir aux malades l'occasion de se livrer aux exercices de la natation et de la gymnastique, et de favoriser ainsi l'absorption de l'eau. Ils remplissent certaines indications et rendent de grands services dans les affections articulaires et dans certaines diathèses.

Les bains de pieds sont peu employés à Amélie ; ils sont ordinairement remplacés par les douches révulsives sur les extrémités inférieures.

Les bains sont pris généralement le matin à jeun, parce que l'absorption est beaucoup plus active à ce moment qu'à toute autre heure de l'après-midi. Il va sans dire que leur usage doit être suspendu pendant la période menstruelle, tandis que la boisson peut être continuée dans la plupart des cas.

Il est utile de recommander aux malades de séjourner pendant quelques minutes dans les galeries avant de sortir, pour éviter une transition brusque de température. Ils devront se mettre au lit immédiatement après le bain ou faire une courte promenade pour favoriser le mouvement d'expansion vers la peau.

Ces bains amènent des effets immédiats qui ne ressemblent nullement à ceux que produisent les bains d'eau commune; ils sont suivis d'un sentiment de bien-être et de force, tandis que ces derniers laissent souvent après eux une véritable prostration. Dans quelques cas, les bains sulfureux peuvent amener de la courbature, un sentiment de faiblesse, d'affaissement, mais ces effets ne se manifestent que consécutivement à l'effet excitant.

Du reste, dans l'action du bain il faut distinguer l'action topique exercée sur la peau de l'action produite par l'absorption de l'eau minéralisée. Un des effets topiques les plus constants de ces eaux consiste dans une sensation douce et onctueuse que donne la peau à la suite du bain.

Douches. Les douches n'agissent que par leur thermalité et par le choc qu'elles font éprouver à nos organes. La minéralisation de l'eau ne joue qu'un rôle secondaire dans leur mode d'action, car l'absorption ne se fait que très-incomplétement pendant leur administration.

On emploie à Amélie des douches descendantes et des douches ascendantes.

Douches descendantes. L'eau ne pouvant pas être employée, comme nous l'avons dit, à sa température native, on a ménagé dans chaque cabinet de douches deux tuyaux dont l'un amène l'eau refroidie d'un bassin spécial, et l'autre apporte l'eau directement du griffon. Ces tuyaux sont munis de robinets destinés à régler la quantité d'eau qu'ils doivent donner; ils communiquent avec une partie élargie de l'appareil distributeur dans laquelle se fait le mélange de l'eau chaude et de l'eau froide. Dans quelques cabinets, on trouve un troisième robinet d'eau refroidie pouvant recevoir un tuyau flexible avec lance mobile destiné à administrer les douches jumelles ou écossaises.

La disposition de ces appareils permet de varier à volonté la température des douches; on peut obtenir, selon les besoins, une température variable ou une température constante.

La forme de jet peut aussi être modifiée au moyen d'ajutages percés d'un ou de plusieurs trous, ou au moyen de pommes d'arrosoir à fond plat ou convexe. On peut obtenir soit un jet unique de dimension variable, soit plusieurs jets, soit enfin des faisceaux de jets divergents ou parallèles selon la forme de l'appareil.

Les douches peuvent être prescrites avant ou après le bain. Lorsque la douche est prise avant le bain, sa température ne doit jamais dépasser celle de ce dernier; quand elle est prise après le bain, on peut élever sa température autant qu'on le juge nécessaire.

Les douches peuvent remplir des indications très-variées; elles peuvent être prescrites dans le but de résoudre un engorgement ou un travail morbide quelconque, et dans ce cas, elles portent le nom de *douches résolutives*. Leur température est de 36 à 38°, et leur durée de 15 à 25 minutes.

On peut employer les douches pour attirer le sang aux extrémités, ou pour détourner un mouvement fluxionnaire, et opérer une révulsion, ou pour activer les fonctions de la peau. Elles portent alors le nom de *douches révulsives*. Leur température est assez élevée et leur durée est très-courte.

Quand les douches sont prescrites pour ranimer la tonicité musculaire en opérant une sorte de massage sur les tissus, elles sont dites *percutantes*. Leur pression doit être très-forte et leur durée assez longue. La température de ces douches est le plus souvent de 36 à 38°. Les douches de lotion sont données à une température moyenne et dans le but de modifier une surface ulcérée ou une plaie de mauvaise nature. Les douches écossaises sont aussi appelées *douches de réaction*, parce qu'elles amènent une réaction beaucoup plus intense que les précédentes, par suite des alternatives de froid et de chaud qu'elles font éprouver aux parties sur lesquelles on les applique. Leur durée est généralement assez courte, de trois à dix minutes. La douche révulsive et la douche de réaction doivent toujours être administrées après le bain.

Douches ascendantes. Ces douches sont destinées à pratiquer des injections dans le rectum ou dans le vagin. Dans cette variété de douche, l'absorption de l'eau est un peu plus complète que dans les douches descendantes, parce que le liquide reste plus longtemps en contact avec des muqueuses qui sont douées de propriétés absorbantes très-marquées.

La force et la température de ces douches peut être aisément modifiées au moyen des robinets qui font communiquer l'appareil distributeur avec les tuyaux d'eau chaude et d'eau froide. La forme du jet peut aussi varier selon la forme des canules employées.

Le jet des douches rectales doit être plus considérable que celui des douches vaginales, qui réclament beaucoup plus de précautions. Ces dernières peuvent être modifiées à volonté par la malade au moyen d'un robinet spécial. Les indications que cette variété de douches peut remplir sont assez nombreuses.

Les douches anales peuvent être employées pour combattre la constipation : dans ce cas, elles agissent en débarrassant l'intestin, en excitant les contractions de la tunique musculeuse et en activant les sécrétions de la muqueuse.

Elles peuvent être indiquées dans certains cas où l'on cherche à produire la congestion des vaisseaux hémorrhoïdaux, ou un flux hémorrhoïdal, dans le but de faire cesser des phénomènes de pléthore; ces douches doivent être répétées souvent, et leur température doit être toujours assez élevée.

Les douches vaginales sont dites *résolutives* quand elles sont prescrites pour modifier des lésions locales, telles que des engorgements ou des ulcérations de l'utérus; on les appelle *congestives* quand elles ont pour but de combattre la dysménorrhée ou l'aménorrhée en activant la circulation des parties génitales. Il ne faut pas oublier que ces douches amènent quelquefois des douleurs utérines ou des accidents inflammatoires, et que par conséquent leur administration réclame une grande prudence. Il est préférable, dans la plupart des cas, d'employer un jet très-faible et incapable d'agir trop vivement sur l'utérus par son choc et par sa force.

Bains de vapeurs. Ils sont peu usités à Amélie; on les emploie quelquefois pour combattre certaines dermatoses ou quelques affections rhumatismales; les sueurs abondantes qu'ils provoquent sont souvent suivies d'un affaiblissement considérable qui les contre-indique dans la plupart des affections de poitrine.

Inhalations. L'inhalation consiste à faire pénétrer les gaz et les vapeurs d'eau sulfureuse dans les voies aériennes. Cette partie du traitement thermal a acquis une grande importance à Amélie-les-Bains. Non-seulement on y a construit des salles spéciales d'inhalations, mais encore les salons de conversation et les couloirs des établissements ont été chauffés au moyen de courants d'eau sulfureuse qui circulent dans des conduits en métal. De cette façon, les vapeurs et les gaz qui se dégagent plus ou moins des appareils de chauffage imprégnent l'air et lui donnent des qualités faiblement médicamenteuses qui peuvent à la longue modifier avantageusement les maladies des organes respiratoires.

La salle d'inhalations de l'établissement Pujade a été construite près du griffon de la source Amélie ; la vapeur d'eau et les gaz qui s'en échappent pénètrent dans la salle au moyen de quatre bouches métalliques, munies de couvercles mobiles, qui permettent de graduer l'entrée des vapeurs. Cette salle présente plusieurs ouvertures qui sont destinées à renouveler l'air vicié par le séjour des malades, et à modérer sa température.

Dans l'établissement Hermabessière, la vaste salle, d'origine romaine, qui contient les cabinets de bains et de douches, remplace avantageusement une salle d'inhalations. L'air de cette salle est toujours imprégné de vapeurs d'eau et de gaz provenant soit des cabinets de bains, soit d'un cabinet spécial, dans lequel on fait couler constamment un jet d'eau sulfureuse ; les vapeurs qui s'en dégagent pénètrent dans la galerie supérieure du vaporarium par une ouverture pratiquée au plafond.

La température de la salle est toujours de 16 à 18° c.

Le vaporarium de l'hôpital militaire a été fait sur le modèle de celui d'Aix-les-Bains. Il se compose d'un bassin circulaire, entouré de gradins en marbre sur lesquels se placent les malades. La température élevée des vapeurs qui se dégagent de ce bassin, dont l'ouverture peut être plus ou moins agrandie au moyen d'une plaque de marbre mobile, en rend l'administration assez incommode. Les malades sont exposés à prendre dans cette salle un véritable bain de vapeurs, qui peut, dans certains cas, devenir la cause d'accidents.

Le humage, c'est-à-dire l'aspiration directe des vapeurs au moyen d'un tube destiné à recueillir les gaz et les vapeurs qui s'échappent d'un courant d'eau sulfureuse, est rarement employé à Amélie. Ce mode d'inhalation expose à des accidents qui tendent à le faire abandonner dans la plupart des cas. Ces vapeurs ont une température si élevée qu'elles congestionnent les bronches et qu'elles favorisent la production d'une hémoptysie ou de phénomènes inflammatoires.

Du reste, le séjour dans les salles sulfuraires ne constitue pas une médication inoffensive; il exige une grande surveillance de la part du médecin, qui doit toujours en fixer la durée aux malades.

Il doit leur prescrire d'abord des séances de quinze minutes, puis de vingt, trente, quarante minutes, etc., jusqu'aux séances d'une heure ou de deux heures, qui doivent être rarement dépassées.

L'air des salles d'inhalations n'a pas la même composition que l'air atmosphérique : outre la vapeur d'eau et le gaz sulfhydrique, on y trouve plus d'azote et moins d'oxygène que dans l'air extérieur; il contient de plus quelques principes minéraux qui sont entraînés par la vapeur d'eau.

Les inhalations exercent une action topique sur les bronches et une action générale sur l'organisme consécutivement à l'absorption des gaz et des vapeurs.

La pulvérisation, qui constitue un mode particulier d'inhalation, n'a pas encore été pratiquée à Amélie.

SECONDE PARTIE.

DE L'ACTION DES EAUX.

Les eaux d'Amélie, par la prédominance de leur élément sulfureux, rentrent dans la classe des médicaments excitants; mais les effets que l'on observe chez les sujets soumis à leur usage varient suivant un grand nombre de circonstances : aussi, pour mieux analyser cette action si complexe des eaux, nous étudierons d'abord leurs effets physiologiques, effets indépendants de la maladie, et leurs effets thérapeutiques, c'est-à-dire les effets qui concourent de près ou de loin à amener la guérison du malade soumis à leur emploi.

Action physiologique.

L'action physiologique des eaux varie suivant leur thermalité, leur mode d'application et le tempérament du sujet. Toutefois ces circonstances n'amènent pas des effets tellement dissemblables qu'on ne puisse les grouper et les étudier d'une façon générale : aussi nous analyserons d'abord les phénomènes qui se passent dans les principales fonctions sous l'influence du traitement thermal, et nous montrerons, en terminant, les modifications qui peuvent être imprimées à ces phénomènes par les différentes causes que nous avons énumérées.

Les sujets qui font usage des eaux d'Amélie éprouvent, au bout de quelques jours, des lassitudes générales, un sentiment de faiblesse dans les jambes, une céphalalgie sus-orbitaire et une grande tendance au repos. Pendant la nuit, ils éprouvent de l'agitation, et parfois une véritable insomnie.

En même temps, surviennent des troubles de la circulation : le pouls est plein, il s'accélère de 10 à 15 pulsations par minute ; la chaleur de la peau est un peu augmentée, et dans quelques cas on voit survenir des défaillances, des bourdonnements dans les oreilles et tous les signes d'une véritable fièvre qu'on désigne sous le nom de *fièvre thermale*. Comme la circulation, la respiration s'accélère souvent, et le sujet éprouve de l'oppression.

Les eaux ont une influence notable sur les fonctions digestives : elles augmentent l'appétit, et elles facilitent les digestions. Cet effet doit être attribué à l'action excitante des eaux sur l'estomac, et peut-être aux conditions nouvelles d'hygiène dans lesquelles se trouve le malade depuis son arrivée. Il n'est pas rare d'observer la diarrhée avec colique vers le dixième ou le quinzième jour du traitement. Ce dérangement intestinal, qui reconnaît souvent pour cause une ingestion trop copieuse d'aliments, cède facilement à un régime sévère.

Ces eaux ont également une action pertubatrice sur les organes génitaux : chez l'homme, elles amènent des érections, des pollutions nocturnes ; chez la femme, elles rendent le flux menstruel plus abondant, et avancent l'époque de la menstruation.

Les principales sécrétions éprouvent des modifications : les urines augmentent de quantité et deviennent neutres et même alcalines. Ce phénomène ne doit pas être attribué à une saturation alcaline des liquides de l'économie, comme le croient quelques auteurs, mais simplement à l'élimination des principes alcalins de l'eau sulfureuse, et ce qui tend à le prouver c'est que ce phénomène ne s'observe que quelques minutes après l'absorption de l'eau, et que l'urine tend ensuite à reprendre ses caractères primitifs.

Les sécrétions de la peau sont plus abondantes et modifiées dans leur constitution chimique : on constate souvent dans le liquide de la sueur, la présence de l'acide hydrosulfurique au moyen de pièces d'argent, et quelquefois par l'odorat. Du reste, l'élimination du soufre ne se fait pas exclusivement par les sueurs, elle se fait aussi par la sécrétion urinaire et par la plupart des sécrétions muqueuses. Cette élimination a lieu souvent plusieurs jours après l'administration de l'eau; ce qui a fait dire que les eaux sulfureuses étaient, comme le mercure, par exemple, un médicament de longue portée dont l'efficacité curative se prolonge plus ou moins, après la cessation du traitement thermal.

La plupart des phénomènes que nous venons d'étudier sont de courte durée et disparaissent généralement au bout de quelques jours. Il semble, à ce moment, que le sujet se soit habitué à l'usage des eaux; en un mot, que la tolérance se soit établie. Mais, si le traitement vient à être poussé avec plus d'énergie, on voit reparaître certains troubles, et dans quelques cas ils acquièrent une intensité beaucoup plus grande et deviennent de véritables accidents. Les principaux accidents qu'on observe le plus fréquemment à Amélie sont la fièvre thermale, la poussée et l'hémoptysie.

Ces accidents, qui ne sont que l'exagération de certains phénomènes physiologiques, peuvent survenir non-seulement quand le traitement a été trop énergique, mais encore lorsqu'un sujet doué d'un tempérament sanguin ou nerveux très-prononcé a été soumis intempestivement à l'usage des eaux.

1° L'apparition de la fièvre thermale doit toujours être considérée comme un accident, et elle peut être attribuée à un traitement mal dirigé ou mal suivi. Il y a pourtant des médecins qui cherchent à la provoquer, dans l'idée que sa production est indispensable à la guérison de la maladie. Cette théorie, qui est loin d'être démontrée, peut devenir la cause de beaucoup d'accidents.

J'ai eu l'occasion d'observer la fièvre thermale chez un malade atteint de catarrhe bronchique qui, venu à Amélie avec l'idée arrêtée d'y faire un séjour très-court, avait pris jusqu'à huit verres d'eau par jour pour compenser en quelque sorte le peu de temps qu'il devait consacrer à son traitement. Le dixième jour de son arrivée, il éprouva des douleurs thoraciques très-vives, et fut pris d'une fièvre si ardente qu'il fut forcé de s'aliter. L'expectoration, qui était devenue plus abondante, produisait des quintes de toux pénibles, accompagnées de dyspnée et parfois de sensations d'étouffements. Tous ces symptômes disparurent au bout de quelques jours, sous l'influence d'une médication contro - stimulante et d'un repos prolongé.

Il ne faut pas oublier que le *tempérament* exerce une très-grande influence sur le développement de cet accident : aussi devra-t-on surveiller avec attention les sujets impressionnables, chez lesquels les réactions de l'économie sont très-intenses et souvent accompagnées de fièvre.

2° La poussée est un accident qui s'annonce ordinairement par des sueurs excessives, par une démangeaison très-vive dégénérant parfois en une véritable cuisson. Puis surviennent des éruptions de nature variée : ce sont des érythèmes, des urticaires, des éruptions simulant les plaques de la rougeole ou les taches de la scarlatine, ou même des éruptions de furoncles. Ces éruptions sont souvent précédées par des courbatures, de la fièvre et de la sécheresse de la peau ; elles s'accompagnent quelquefois de troubles gastriques.

Comme la fièvre thermale, la poussée est un accident qu'on doit prévenir le plus souvent, mais qui peut être provoquée dans des cas très-limités.

3° L'excitation du système circulatoire produite par les eaux peut chez certains sujets amener une congestion des organes respiratoires et favoriser la production d'une hémoptysie. Cet accident se montre assez fréquemment chez les phthisiques ou chez les individus prédisposés par leur tempérament aux congestions actives. Il est rare cependant qu'on observe une forte hémoptysie, mais souvent les malades rendent des crachats sanglants ou striés de sang : le médecin doit, dans la majorité des cas, suspendre le traitement, afin de prévenir l'apparition d'un véritable crachement de sang.

Enfin on voit quelquefois survenir, du côté du système nerveux, des accidents qui réclament immédiatement la suspension du traitement thermal; ce sont des céphalalgies vives, des palpitations nerveuses, une dyspnée intense, des névralgies, et, dans quelques cas, un véritable éréthisme nerveux.

Tous les phénomènes physiologiques et tous les accidents que nous venons de passer en revue sont plus ou moins marqués, avons-nous dit, suivant certaines circonstances dont il est bon d'étudier l'influence.

Le mode d'administration des eaux est important à considérer dans la production de tous ces phénomènes. Si l'eau est donnée exclusivement en boisson et à dose modérée, les phénomènes d'excitation sont peu prononcés et cessent généralement de très-bonne heure. Les troubles que l'on observe se passent principalement du côté du système digestif et du système nerveux. L'emploi de l'eau en boisson peut quelquefois produire une sensation de poids sur l'estomac, une tension pénible de la région épigastrique, des nausées et de l'anorexie; si la dose est beaucoup exagérée, on peut voir survenir de la dyspepsie, une diarrhée intense, avec colique et même des vomissements. Quand l'eau est administrée en bains, les phénomènes d'excitation sont d'autant plus marqués que la température de l'eau est plus élevée. Ce sont précisément les bains chauds et prolongés qui amènent presque infailliblement la poussée. L'eau prise en bains produit plus de retentissement sur l'économie que l'eau prise en boisson, bien que l'absorption de l'eau et de ses éléments minéralisateurs soit moins complète que dans ce dernier cas. Cela vient de ce que, dans le bain, l'action de l'eau, jointe à l'action du calorique, s'exerce sur une plus grande surface de l'économie. Les douches produisent également des phénomènes d'excitation parfois très-considérables. Si l'eau est donnée en même temps en bains et en douches, l'excitation générale est encore plus marquée et arrive beaucoup plus tôt.

Enfin nous avons vu que le tempérament du sujet exerçait une grande influence sur l'apparition de tous ces phénomènes. Le tempérament sanguin prédispose aux troubles de la circulation et aux congestions actives; le tempérament nerveux, irritable, prédispose aux troubles du système nerveux; tandis que le tempérament lymphatique, lié à une constitution faible peu impressionnable, résiste plus longtemps à tous les phénomènes de réaction.

Action thérapeutique.

L'action thérapeutique des eaux constitue un problème très-complexe et très-difficile à résoudre.

On a émis un grand nombre de théories sur ce sujet, mais presque toutes sont basées sur les données de la chimie ou sur des vues hypothétiques qui ne sont nullement confirmées par la clinique. Aussi la plupart des médecins ont-ils reconnu depuis longtemps que la seule méthode capable de déterminer les vertus curatives d'une eau minérale et de préciser les indications de son emploi devait reposer uniquement sur l'observation exacte et sur l'analyse rigoureuse des faits qui se présentent.

Ce qui, jusqu'à présent, a pu contribuer à embrouiller cette question, c'est qu'on a cherché à expliquer d'une seule et même manière le mode d'action d'une eau minérale dans toutes les classes de maladies; de plus, on a attribué l'action curative des eaux aux effets de leurs principes actifs, et on a tenu très-peu compte de la part qui revient à la température de l'eau, à ses modes d'application, et à toutes les conditions nouvelles de climat et d'hygiène au milieu desquelles le malade se trouve placé. Aussi est-on exposé à de nombreuses causes d'erreurs, quand on veut déterminer les propriétés médicales d'une eau minérale, en se fondant sur celles qui appartiennent aux eaux qui s'en rapprochent le plus par leur composition. On néglige, de cette façon, l'influence multiple de toutes les circonstances que nous venons d'énumérer et qui diffèrent sensiblement d'une station à une autre. On a, en outre, confondu (comme l'ont démontré MM. Durand-Fardel et Le Bret) et rangé sur le même plan les résultats de leurs propriétés spéciales et les résultats de leurs propriétés secondaires. Les premières dépendent presque uniquement de la nature et de la composition de l'eau minérale, et les secondes des circonstances accessoires de la médication, telles que le mode d'administration, la température de l'eau, le climat, l'hygiène, etc. C'est précisément ce qui nous explique comment l'emploi d'eaux minérales de nature très-différente peut amener de bons résultats dans la même maladie, et réciproquement comment des affections très-dissemblables peuvent être traitées avantageusement par la même eau.

Dans l'action thérapeutique des eaux sulfureuses, nous devons distinguer les effets thérapeutiques primitifs des effets thérapeutiques secondaires : les premiers, qui peuvent être analysés, sont : les phénomènes d'excitation, les phénomènes critiques, les phénomènes de révulsion, etc. etc. Les effets secondaires nous échappent complétement ; ce sont les modifications que l'eau sulfureuse, comme la plupart des médicaments, imprime à la nutrition générale, et secondairement à la maladie soumise à son emploi.

Les phénomènes d'excitation sont les effets qui frappent le plus ; aussi Bordeu leur faisait-il jouer un grand rôle dans la guérison des maladies chroniques. Il pensait que la fièvre d'excitation, qui amène généralement une exacerbation des principaux symptômes, avait pour résultat de ramener l'affection à l'état aigu, de provoquer des efforts critiques, et de préparer ainsi le retour à la santé.

Cette théorie, qui compte beaucoup de partisans, est loin de s'appliquer à tous les cas ; car, si l'on voit cette fièvre d'excitation amener la guérison chez quelques sujets, on la voit quelquefois produire une exaspération très-grande de la maladie et des accidents qui forcent à renoncer à l'emploi des eaux ; en outre, il n'est pas rare de voir des malades guérir complétement sans l'intervention des phénomènes d'excitation. C'est en partant de cette théorie que quelques auteurs ont cru pouvoir attribuer l'action thérapeutique des eaux uniquement au sulfure de sodium. Mais ce qui vient infirmer cette opinion, c'est qu'on voit des eaux très-chargées en sulfure de sodium, comme les eaux de Saint-Sauveur, par exemple, jouir de propriétés excitantes beaucoup moins marquées que d'autres eaux qui en contiennent moins. D'un autre côté, peut-on attribuer uniquement au soufre les vertus thérapeutiques de l'eau quand on voit que les eaux artificielles, qui ne contiennent que du sulfure de sodium, ne produisent pas les mêmes effets que les eaux naturelles? Il faut donc en conclure que ce n'est pas à un principe isolé, mais bien à la réunion et à la combinaison de tous les principes minéralisateurs qu'il faut attribuer l'action physiologique et thérapeutique des eaux.

Pour appliquer ces considérations générales aux eaux d'Amélie, je crois qu'il est préférable d'indiquer les différentes affections qui peuvent être utilement modifiées par leur emploi, et d'étudier dans chaque classe de maladies les modifications apparentes que la cure thermale semble imprimer à l'organisme pour amener la guérison.

Les eaux d'Amélie conviennent spécialement à la diathèse herpétique et aux affections catarrhales des organes respiratoires. Elles peuvent s'appliquer au traitement d'un certain nombre d'affections pour lesquelles elles ne constituent pas un médicament spécial, mais qui peuvent être heureusement modifiées par leur mode d'administration et par les circonstances accessoires de la cure thermale. Ces maladies sont le rhumatisme et la syphilis.

Enfin je montrerai, en dernier lieu, qu'elles peuvent rendre quelques services dans les affections utérines et dans certaines affections chirurgicales.

Dermatoses, diathèse herpétique.

Les eaux d'Amélie présentent des conditions très-avantageuses pour le traitement des maladies de la peau. On peut en effet graduer le traitement thermal et l'approprier à toutes les formes de dermatoses soit au moyen des eaux sulfureuses employées en nature, soit au moyen des eaux dégénérées qui sont douées de propriétés moins excitantes. Elles peuvent remplir deux ordres d'indications : des indications générales, c'est-à-dire des indications se rapportant à l'état constitutionnel ou diathésique, et des indications relatives au siége et au caractère de l'éruption. Il est donc très-important de ne pas se borner à faire le diagnostic de la lésion anatomique et de rechercher sa cause, afin de pouvoir modifier le traitement selon la nature de l'affection qui la tient sous sa dépendance.

Il est quelques dermatoses qui ne peuvent être rattachées à aucune diathèse ou à aucun état général bien défini, soit par l'absence d'antécédents, soit par leurs caractères symptomatiques. Ces éruptions, qui semblent être purement locales et qui résistent parfois à tous les moyens ordinaires de la thérapeutique, guérissent généralement par l'emploi des eaux d'Amélie. Dans ces cas particuliers, les eaux dégénérées et fortement alcalines conviennent beaucoup mieux que les eaux pourvues de tous leurs principes sulfureux.

Les dermatoses qui sont traitées avec le plus de succès par les eaux d'Amélie sont celles qui sont liées au vice herpétique. Ces dermatoses, qui sont désignées vulgairement sous le nom de *dartres*, sont de beaucoup les plus communes. Elles sont le plus souvent héréditaires, elles s'accompagnent de démangeaisons, et elles ont une grande tendance à récidiver et à s'étendre à la surface du corps.

Ces eaux peuvent combattre efficacement non-seulement les manifestations locales de la diathèse herpétique, mais encore la diathèse elle-même. On doit employer contre ces affections l'eau en boisson, les bains de piscine ou de baignoires, les douches et les bains d'étuves, en un mot, des modificateurs puissants.

Le tempérament du malade doit être pris en grande considération quand il s'agit de prescrire le traitement. Si le sujet est doué d'un tempérament lymphatique, on pourra ordonner des bains de piscine prolongés, des douches locales, des bains de vapeurs, sans craindre l'apparition de la fièvre thermale. Si le sujet est nerveux ou pléthorique, on devra lui prescrire des bains sulfureux peu chauds et de courte durée, ou mieux des bains et des douches d'eaux dégénérées et très-alcalines, et, si l'état du malade l'exige, on pourra faire précéder l'emploi des eaux d'un traitement préparatoire.

L'état actuel de l'éruption, son degré d'ancienneté, peuvent aussi donner lieu à quelques indications.

Si l'éruption est le siége d'une irritation momentanée ou d'une exacerbation, le traitement thermal doit être généralement suspendu; si au contraire elle ne présente aucune trace d'acuité, le traitement doit être poussé avec beaucoup d'énergie, en consultant toutefois le tempérament et l'impressionnabilité du sujet. D'une façon générale, on peut dire que les formes sèches réclament des moyens de traitement beaucoup plus puissants que les formes humides.

Quand l'éruption est très-ancienne, les eaux doivent être prescrites avec beaucoup de ménagement, parce que la disparition brusque de l'éruption pourrait être suivie d'accidents graves; et même, si le sujet porteur de l'éruption est très-âgé, il vaut mieux s'abstenir du traitement thermal.

On voit quelquefois des affections cutanées liées à la diathèse herpétique disparaître sous l'influence de la médication thermale, et alterner avec des accidents variés, tels que des névralgies, des céphalalgies, des laryngites, etc. Ces accidents sont des manifestations anormales de la diathèse herpétique, car il suffit de rappeler l'éruption cutanée au moyen des révulsifs, ou au moyen du traitement mal, pour les voir disparaître complétement.

Toutes les formes de dermatoses ne sont pas combattues avec le même succès par la médication thermale. L'eczéma, l'impétigo, et en général toutes les formes humides, guérissent beaucoup plus facilement que les formes sèches. Le psoriasis, l'ichthyose, résistent pendant longtemps à l'action des eaux, mais ils sont souvent modifiés avantageusement sous l'influence d'un traitement suffisamment long. Quand l'éruption est très-ancienne et quand la peau est fortement altérée dans sa structure, les eaux n'amènent pas une guérison complète, mais elles peuvent produire des changements notables dans la lésion anatomique.

Si on étudie l'action des eaux sur les dermatoses, on voit survenir dans l'éruption, vers le dixième ou le quinzième jour du traitement, des modifications de couleur et des modifications de la sécrétion. L'éruption devient le siége d'une irritation, d'une fluxion, qui semblent la ramener à l'état aigu. Quelques auteurs ont exagéré l'importance de cette irritation, et ont prétendu qu'il fallait continuer le traitement, sous peine de perdre le bénéfice des eaux. Cette opinion est, je crois, beaucoup trop générale et ne s'applique pas aux eaux d'Amélie, qui sont très-excitantes et qui pourraient amener une exaspération de certaines éruptions, si l'on ne suspendait le traitement pendant quelques jours. Cette poussée inflammatoire est peu à craindre dans les éruptions sèches et très-anciennes, mais elle doit être surveillée attentivement quand elle survient dans les éruptions humides. La période d'excitation, qui se montre dans la plupart des cas, et qui annonce une terminaison heureuse, n'est pourtant pas indispensable à la guérison, car on voit des éruptions disparaître complétement sans avoir passé par cette période aiguë.

En résumé, les eaux paraissent agir dans les affections herpétiques et sur la diathèse par leurs principes actifs, et sur ses manifestations par leur contact avec la peau. Le premier mode d'action nous est tout à fait inconnu dans son essence, et peut être comparé à celui des médicaments spécifiques. Quant au deuxième mode d'action, il rappelle le plus souvent les mêmes effets que produisent les médicaments substitutifs. Le traitement de la diathèse herpétique et de ses diverses manifestations doit être prolongé longtemps après la disparition des accidents, pour éviter les récidives ; il est quelquefois nécessaire de diviser le traitement en plusieurs saisons quand on ne veut pas fatiguer le malade.

Dans les dermatoses, la partie la plus importante de la médication thermale est celle qui s'applique directement à la peau ; elle se compose de bains, de douches et de bains de vapeurs. Cependant l'emploi de l'eau en boisson est indiqué pour combattre plus spécialement la diathèse herpétique et pour favoriser l'action des moyens externes sur les manifestations cutanées. Quelques médecins prétendent qu'on attache une trop grande importance à cette partie du traitement, et ils citent, à l'appui de leur opinion, des malades qui ont guéri sans avoir bu de l'eau minérale.

Lorsque ces affections semblent être réfractaires à l'action des eaux, il est souvent avantageux de combiner la médication thermale avec d'autres médications. Les eaux d'Amélie, comme presque toutes les eaux sulfureuses, exercent une action spéciale non-seulement sur les affections herpétiques, mais encore sur toutes les dermatoses considérées en elles-mêmes. Aussi elles peuvent être utilement employées contre les éruptions liées à la scrofule qui sont désignées sous le nom de *scrofulides*. Dans ce cas, elles agissent presque uniquement sur les manifestations cutanées, car elles ont peu de prise sur la diathèse. Leur efficacité est beaucoup plus grande lorsque la diathèse herpétique a joint son action à celle de la diathèse scrofuleuse pour produire des éruptions sur la peau.

Affections catarrhales des voies respiratoires.

Les eaux d'Amélie sont employées avec beaucoup de succès dans les inflammations chroniques de la muqueuse bronchique; elles peuvent non-seulement remplir des indications curatives dans ces affections, mais elles peuvent encore combattre cette disposition au retour des bronchites, qui est si marquée chez certains sujets, et prévenir ainsi le développement d'un catarrhe.

Ces eaux ne conviennent pas au même titre à tous les catarrhes bronchiques, car le catarrhe n'est pas une affection toujours semblable à elle-même et produite par les mêmes causes. La persistance de cette affection peut être due soit à un manque de soins, à des infractions aux règles de l'hygiène, soit à l'existence simultanée d'une diathèse, qui peut lui imprimer des caractères spéciaux et une ténacité particulière. Dans le premier cas, le catarrhe guérit sans l'emploi des eaux et avec les secours ordinaires de la thérapeutique, ou mieux avec les seules ressources de l'hygiène. Cependant les eaux peuvent être indiquées lorsque le catarrhe a produit par sa durée une altération profonde de la constitution, qui réagit à son tour sur la maladie.

Les principales diathèses qui peuvent tenir sous leur dépendance le catarrhe bronchique sont les diathèses herpétique, rhumatismale et scrofuleuse.

Le catarrhe qui est lié à la diathèse herpétique est caractérisé par une fluxion sèche de la muqueuse, ou quelquefois par une fluxion des follicules, se traduisant par une expectoration muco-séreuse. On le reconnaît le plus souvent aux antécédents du malade, et surtout à l'alternative d'apparitions cutanées et de fluxions ou d'inflammations bronchiques. Dans cette variété de catarrhe, les eaux d'Amélie jouissent d'une grande efficacité : elles peuvent combattre la diathèse herpétique et exercer une action spéciale sur le catarrhe lui-même. Le traitement doit se composer surtout de moyens externes, tels que bains, douches, bains d'étuves, capables d'activer les fonctions de la peau et de provoquer des éruptions qui jugent quelquefois l'affection catarrhale.

Le catarrhe de nature rhumatismale donne lieu à la dyspnée et à des quintes de toux sèches qui se terminent par une expectoration pituiteuse. Cette affection réclame un traitement énergique, des bains chauds, des douches révulsives, et des inhalations bronchiques.

Le catarrhe qui se montre fréquemment chez les scrofuleux est caractérisé par une expectoration muqueuse ou muco-purulente abondante et par l'inflammation granuleuse de la muqueuse des voies aériennes. Dans ce cas, les eaux d'Amélie ne jouissent pas de la même efficacité que dans les cas précédents, mais elles peuvent cependant amener de bons résultats. On emploie, pour combattre cette variété de catarrhe, des bains de piscine prolongés, des douches écossaises et des inhalations.

Les principales contre-indications à l'emploi des eaux dans le catarrhe se tirent du tempérament, du degré d'ancienneté de la maladie, de l'abondance de l'expectoration, et des complications.

Lorsque le catarrhe s'est développé chez un sujet névropathique, irritable, les eaux doivent être formellement proscrites, parce qu'elles ne pourraient qu'aggraver l'affection.

Les catarrhes anciens et à sécrétions abondantes doivent être traités avec beaucoup de prudence ; on ne doit pas chercher à les guérir trop promptement, parce que la suppression brusque d'une sécrétion à laquelle l'économie s'est habituée depuis longtemps peut produire de graves accidents. Aussi les eaux doivent-elles être presque toujours contre-indiquées dans le catarrhe des vieillards, qui agit en quelque sorte en suppléant les fonctions de la peau, devenues très-imparfaites par suite des progrès de l'âge.

Lorsque le catarrhe existe à titre de complication dans l'anévrysme de l'aorte ou dans les affections organiques du cœur, l'usage des eaux doit toujours être probibé.

Les eaux d'Amélie sont employées avec succès non-seulement dans le catarrhe bronchique, mais encore dans le catarrhe laryngé, les angines chroniques, et l'asthme humide. Le catarrhe laryngé peut être dû aux mêmes causes que le catarrhe bronchique, et il réclame un traitement à peu près analogue. Outre les bains et les inhalations, on emploie souvent des douches révulsives sur les extrémités, et des douches écossaises entre les épaules.

L'angine complique fréquemment le catarrhe, et elle peut présenter les mêmes variétés que cette affection. Les moyens qu'on dirige spécialement contre l'angine sont les gargarismes et les aspirations directes de vapeurs sulfureuses.

L'asthme lié au catarrhe est très-accessible à l'efficacité des eaux d'Amélie : ainsi la statistique de l'hôpital militaire indique 30 améliorations sur 33 cas d'asthme humide traités pendant l'année 1860.

Dans cette affection, la médication thermale a pour effet d'attaquer l'état catarrhal et de réagir secondairement sur l'élément névropathique ; elle se compose généralement d'inhalations répétées et de douches révulsives sur les extrémités. Les bains sont peu employés, parce qu'ils augmentent souvent les phénomènes nerveux.

Les eaux d'Amélie, administrées dans le traitement du catarrhe pulmonaire, ont pour effet de réveiller les douleurs thoraciques, d'augmenter la toux, et de faciliter la sécrétion bronchique. Ces phénomènes d'excitation locale, qui sont liés à l'excitation générale, se produisent ordinairement vers le dizième ou le douzième jour du traitement ; ils doivent être surveillés attentivement, parce qu'ils peuvent exiger la suspension de la médication thermale quand ils dépassent une certaine limite ; lorsqu'ils sont modérés, ils annoncent presque toujours une terminaison favorable de la maladie. Aussi quelques médecins attachent une grande importance à cette excitation locale, et ils comparent cette action des eaux à l'action des médicaments substitutifs.

Phthisie pulmonaire.

Bien que nous trouvions dans les établissements d'Amélie des conditions d'installation très-favorables au traitement des affections de poitrine, je crois que la médication thermale ne doit être conseillée chez les phthisiques que dans un très-petit nombre de cas, car il vaut beaucoup mieux ne rien faire que de tenter un moyen d'une efficacité parfois douteuse et qui peut amener souvent de fâcheux résultats. Les eaux d'Amélie, pas plus que les autres eaux sulfureuses, n'ont d'action directe sur la diathèse tuberculeuse, mais elles peuvent remplir certaines indications et arrêter ou sinon ralentir la marche de cette cruelle maladie. La médication sulfureuse n'a pas pour but de faire disparaître le tubercule du poumon, mais elle peut combattre les causes générales qui ont engendré ou favorisé le développement de la diathèse tuberculeuse; elle peut aussi agir efficacement sur les inflammations chroniques des bronches, qui compliquent si souvent la phthisie et qui contribuent à la production des tubercules par les fluxions ou les engorgements qu'elles entretiennent dans le parenchyme pulmonaire; mais ces heureux résultats ne peuvent être obtenus que lorsque les eaux sont sagement administrées. Aussi il est important de faire des distinctions et de préciser les cas qui réclament l'emploi des eaux; ces distinctions sont relatives aux formes de la maladie, à sa marche, au degré auquel elle est parvenue, et à ses complications.

Les eaux d'Amélie étant douées de propriétés excitantes très-marquées devront être proscrites dans les cas de phthisies développées chez des sujets sanguins ou pléthoriques, parce qu'elles pourraient produire des congestions ou des fluxions dans l'organe pulmonaire qui favoriseraient l'apparition d'une hémoptysie ou qui hâteraient l'évolution des produits tuberculeux. Elles seraient également nuisibles dans les cas de phthisie développée sur des constitutions faibles, nerveuses, et caractérisées par une toux sèche, par une irritation habituelle et par des crachats souvent striés de sang. L'usage des eaux sera surtout indiqué chez les sujets lymphatiques peu excitables, pourvu que le poumon ne soit chez eux le siége d'aucun travail congestif.

La marche de la maladie, l'étendue des désordres qu'elle a produits, peuvent devenir le sujet de nombreuses contre-indications. Dans la phthisie galopante, dans les phthisies à marche aiguë, les eaux sont plutôt nuisibles qu'utiles. Elles sont indiquées dans les phthisies à marche lente développées chez des sujets présentant tous les caractères du lymphatisme ou de la scrofule; mais elles ne peuvent pas être administrées à toutes les périodes de la phthisie, ce n'est que lorsque la maladie présente des temps d'arrêt, lorsque le travail morbide du poumon ne réveille dans l'organisme aucuns troubles généraux, qu'elles pourront être utilement conseillées. La médication devra être suspendue pendant la période de ramollissement et toutes les fois que les malades présenteront de la fièvre, des douleurs thoraciques et des stries de sang dans les crachats.

Les eaux agiront avec d'autant plus d'efficacité que les lésions anatomiques seront plus limitées. Si les tubercules sont disséminés dans toutes les parties de l'organe, et à plus forte raison si les deux poumons ont été envahis par la maladie, les eaux pourraient exercer une influence nuisible : aussi devra-t-on renoncer à cette médication pour ne pas exposer les malades aux conséquences de l'excitation thermale. C'est pour la même raison qu'on les proscrira dans les phthisies parvenues à la dernière période, s'accompagnant de fièvre hectique, de sueurs excessives, de diarrhée coliquative, etc. Pourtant on ne doit pas proscrire l'emploi des eaux d'une façon absolue dans la phthisie au troisième degré, car elles peuvent encore rendre quelques services lorsque les altérations anatomiques sont bornées au sommet d'un poumon et lorsque les malades ne sont pas épuisés par la fièvre hectique ou par les sueurs et la diarrhée colliquatives : dans ce cas, elles pourront réveiller l'activité languissante de toutes les fonctions et agir directement sur la nutrition générale. L'hémoptysie, qui indique toujours un mouvement fluxionnaire vers le poumon, est une contre-indication presque absolue à l'emploi des eaux. La dyspnée doit toujours faire renoncer à la médication sulfureuse quand elle est produite par une congestion active du poumon ou bien quand elle est due à la destruction d'une partie de cet organe. Les complications de la phthisie peuvent donner lieu à des indications. Les diathèses herpétiques, scrofuleuses, rhumatismales, syphilitiques, qui impriment à cette maladie des caractères particuliers, peuvent hâter sa marche si elles ne sont combattues par une médication thermale appropriée ; mais le traitement de ces complications réclame une grande prudence, parce qu'il pourrait aggraver l'affection pulmonaire s'il était trop énergique. Enfin il est un certain nombre d'affections qui doivent toujours faire exclure la médication thermale quand elles compliquent la phthisie pulmonaire ; ce sont les affections organiques du cœur, les anévrysmes de l'aorte et des gros vaisseaux, les névroses, telles que l'épilepsie, l'hystérie, etc. etc.

Le traitement thermal de la phthisie à Amélie consiste presque uniquement dans les inhalations et dans l'usage de l'eau en boisson. On emploie quelquefois les douches révulsives sur les extrémités pour combattre les engorgements ou les congestions du poumon et des bronches, mais on doit les prescrire avec beaucoup de ménagement, parce que les vapeurs sulfureuses qui s'en dégagent peuvent, dans quelques cas, irriter les voies respiratoires et augmenter les phénomènes de congestion. Les douches ascendantes peuvent aussi être indiquées pour combattre l'hémoptysie quand elle est provoquée par la suppression du flux hémorrhoïdal chez l'homme ou du flux cataménial chez la femme.

L'eau donnée en boisson est ordinairement associée à du lait ou à des infusions pectorales ou narcotiques, ou à des sirops balsamiques. On prescrit d'abord un quart de verre, et on dépasse rarement la dose de deux verres.

Les inhalations constituent avec la boisson la partie la plus importante du traitement; elles exigent une grande surveillance de la part du médecin, parce qu'elles peuvent amener des accidents redoutables quand elles sont pratiquées sans discernement.

Les vapeurs sulfureuses et les gaz portés ainsi directement dans les voies aériennes exercent une action topique sur la muqueuse, puis une action générale sur l'économie quand ils ont passé dans le torrent de la circulation; ils paraissent agir à la manière des émollients et des sédatifs dans la plupart des cas. Les phénomènes que l'on observe chez les phthisiques et chez les catarrheux soumis aux inhalations sont les suivants: au bout de quelques jours, la toux devient plus humide, l'expectoration plus abondante, et la dyspnée paraît être moins intense; puis, si la maladie tend à la guérison, on voit la toux diminuer de fréquence et l'expectoration devenir muco-séreuse avant de disparaître complétement. Les malades éprouvent quelquefois, pendant les premières séances, une accélération de la respiration, une lourdeur de tête ou une céphalalgie, etc. Ces troubles, qui sont dus soit à la raréfaction de l'oxygène de l'air des salles, soit à la température élevée des vapeurs, doivent faire suspendre ou diminuer le temps consacré aux inhalations quand ils deviennent plus intenses.

Dans l'action des inhalations, on doit distinguer les effets des gaz, de la vapeur d'eau et des principes minéralisateurs que celle-ci peut entraîner avec elle.

Les gaz qui se dégagent de l'eau sulfureuse sont, comme nous l'avons vu, de l'azote et de l'hydrogène sulfuré en petite quantité. L'azote ne jouit d'aucune propriété thérapeutique, mais il vicie l'air en diminuant la proportion relative d'oxygène, d'où la nécessité de renouveler l'air des salles de temps en temps. L'hydrogène sulfuré est le principe actif le plus important à considérer dans les inhalations.

Ce gaz exerce, d'après M. Trousseau, une action sédative, stupéfiante, sur la muqueuse des voies respiratoires lorsqu'il n'est pas trop concentré; il produit en outre un ralentissement des mouvements du cœur, et il contribue ainsi à combattre les congestions pulmonaires et la dyspnée dans quelques cas.

Les vapeurs d'eau agissent principalement par leur température: si elles sont à une température moyenne, elles exercent une action émolliente sur la muqueuse bronchique; si au contraire elles sont très-chaudes, elles agissent à la manière des irritants. Ceci nous explique tous les inconvénients qui peuvent résulter des inhalations pratiquées à une température élevée chez les malades atteints d'affections des voies respiratoires.

Les principes minéralisateurs, entraînés par la vapeur d'eau, sont en si faible proportion dans l'air qu'ils doivent exercer une action bien peu sensible sur la muqueuse bronchique.

Affections rhumatismales chroniques.

Il est bien peu d'eaux thermales qui ne revendiquent la cure des affections rhumatismales parmi leurs attributions. Cela s'explique très-bien quand on voit que l'eau simple, chauffée artificiellement et administrée d'une façon convenable, peut produire souvent d'excellents résultats dans ces affections. Aussi les eaux qui jouissent de la plus grande vogue dans le traitement du rhumatisme sont en général des eaux très-peu minéralisées, douées d'une température élevée, et qui, par une sorte de compensation, sont utilisées sous des formes balnéaires très-variées. Toutefois ces eaux ne conviennent qu'au rhumatisme simple, c'est-à-dire sans complications et sans lésions des tissus ; car, si le choix des eaux est pour ainsi dire indifférent dans le rhumatisme simple, il devient au contraire très-important dans le rhumatisme compliqué.

Le rhumatisme est une affection qui est loin de se présenter toujours avec la même physionomie et qui peut prendre des caractères particuliers selon la nature du terrain où elle s'est implantée. On sait en effet que le tempérament exerce une très-grande influence sur la marche et sur la durée de cette maladie. D'un autre côté, le rhumatisme peut se combiner avec certains états diathésiques, et, dans ce cas, revêtir une forme spéciale et produire des phénomènes insolites. C'est ainsi qu'on voit l'affection scrofuleuse par exemple joindre son action à celle du rhumatisme pour produire une tumeur blanche ou des lésions anatomiques variées.

Or, dans tous ces cas particuliers, le choix des eaux est extrêmement important. Les eaux d'Amélie, qui sont douées de propriétés excitantes très-marquées, sont principalement indiquées dans les rhumatismes développés sur des constitutions molles, lymphatiques, et même sur des sujets scrofuleux ; elles agissent avec beaucoup d'efficacité dans les cas où la diathèse rhumatismale est unie à la diathèse herpétique. Ces eaux sont au contraire tout à fait contre-indiquées dans les rhumatismes nerveux caractérisés par des douleurs vives très-mobiles qui siégent sur le trajet des nerfs et qui peuvent simuler des névroses. Astrié recommande contre ces rhumatismes nerveux, généraux ou localisés des douches de vapeurs et des bains de vapeurs à douce température, contenant une grande quantité d'hydrogène sulfuré. Peut-être, dans ce cas, les eaux complétement dégénérées pourraient-elles produire de bons effets. C'est un fait dont on pourrait tirer un grand parti à Amélie, si l'expérience venait à le confirmer.

Le traitement thermal du rhumatisme se compose généralement de bains, de douches, de bains de vapeurs et d'eau en boisson. Il doit être très-énergique pour les sujets mous, lymphatiques; il sera prescrit au contraire avec beaucoup de ménagement aux sujets sanguins ou pléthoriques. Il va sans dire qu'il n'est employé que dans les rhumatismes chroniques, car il est formellement contre-indiqué dans la période aiguë de cette affection.

Le siége du rhumatisme peut aussi devenir le sujet d'indications secondaires relatives au mode balnéatoire à employer. Dans le rhumatisme généralisé, on prescrit principalement des bains de piscine et des bains de vapeurs. Quand l'affection est fixée sur une articulation ou sur une région musculaire, on a recours généralement aux bains et aux douches locales. Enfin, quand le rhumatisme mono-articulaire a produit, avec le concours de la diathèse scrofuleuse, des engorgements, des indurations fibreuses, des épanchements dans la synoviale, etc., on emploie des bains de piscine prolongés et des douches locales répétées, à la condition toutefois que ces parties ne présentent aucun reste d'inflammation aiguë.

Si le rhumatisme occupe un siége anormal, s'il est fixé sur les intestins par exemple, on peut employer avec avantage des douches révulsives énergiques pour rappeler la fluxion sur une articulation ou sur une région musculaire.

La médication thermale doit toujours être proscrite dans les cas de rhumatisme compliqués de maladies du cœur, lorsqu'il existe des altérations organiques avancées.

Le traitement des affections rhumatismales, comme nous venons de le voir, se compose presque uniquement de moyens externes puissants, tels que bains de piscine, douches, bains de vapeurs, etc. ; quelquefois cependant on a recours à l'emploi de l'eau en boisson. La plupart de ces moyens ont pour but d'activer les fonctions de la peau, d'opérer une révulsion sur cet organe, et de déterminer des mouvements critiques du côté des principales sécrétions. L'eau est donnée à l'intérieur pour augmenter l'excitation produite par les bains et par les douches et pour modifier l'état général.

Le premier effet de la médication thermale est de réveiller les douleurs éteintes et de ramener en quelque sorte l'affection à l'état aigu. Cette recrudescence de la maladie est tout à fait comparable à celle que nous avons signalée dans les maladies de la peau et dans le catarrhe pulmonaire; elle se montre dans la plupart des cas, mais elle n'est pas indispensable à la gérison. Lorsqu'elle dépasse une certaine limite, il est bon de suspendre le traitement pendant quelques jours.

Affections syphilitiques.

Tous les médecins hydrologues sont à peu près d'accord aujourd'hui sur la valeur de la médication thermale dans le traitement de la syphilis. Les eaux sulfureuses ne constituent pas une médication spécifique, mais elles peuvent remplir certaines indications dans cette maladie, pourvu qu'elles aient des propriétés excitantes suffisantes, une thermalité élevée, et qu'elles puissent être administrées sous des formes variées.

Les eaux d'Amélie, qui remplissent toutes ces conditions, peuvent rendre de grands services dans les affections syphilitiques. Elles sont impuissantes par elles-mêmes pour combattre la diathèse, mais elles peuvent aider beaucoup l'action des spécifiques. On voit en effet très-souvent des accidents secondaires ou tertiaires qui avaient résisté pendant longtemps à l'action des mercuriaux guérir sous l'influence de la médication sulfureuse. Dans ce cas, les eaux exercent non-seulement une action topique sur les manifestations cutanées, mais encore une action stimulante sur l'état général, qui semble faire cesser la résistance que l'organisme opposait à l'influence des spécifiques. L'usage des eaux peut également favoriser la guérison des manifestations syphilitiques en les dégageant de certaines complications. La syphilis peut en effet, en se combinant avec la diathèse herpétique par exemple, produire des accidents mixtes qui paraissent réfractaires au traitement mercuriel. La médication thermale, dans ce cas, agira efficacement sur la diathèse herpétique, et replacera en quelque sorte les accidents cutanés sous l'empire des antisyphilitiques. Les eaux jouissent aussi de la propriété d'augmenter la tolérance de l'économie vis-à-vis des mercuriaux. Lorsqu'on associe la médication thermale à la médication spécifique, il est rare d'observer des accidents mercuriels; et lorsque ces accidents surviennent, ils sont presque toujours peu intenses et de courte durée. Ce résultat peut s'expliquer par l'augmentation d'activité des principales sécrétions et par l'élimination rapide des médicaments introduits dans l'économie.

Les eaux peuvent exercer une action salutaire dans la cachexie mercurielle ou dans la cachexie syphilitique. Dans ces cas, elles réveillent les fonctions nutritives, et agissent à la manière des reconstituants pour combattre l'appauvrissement du sang et l'affaiblissement de l'organisme.

Quelques médecins attribuent aux eaux thermales la propriété de rappeler les manifestations syphilitiques lorsque la diathèse n'est pas éteinte, et ils considèrent la médication thermale comme la pierre de touche de la syphilis. MM. Pégot et Lambron, qui ont observé un grand nombre de syphilitiques à Luchon, prétendent que le traitement thermal est un moyen certain de s'assurer si un sujet est réellement guéri de la diathèse syphilitique. Cette proposition, qui est vraie dans la plupart des cas, présente toutefois des exceptions. M. Ricord a en effet observé des malades qui, après avoir subi le traitement thermal sans résultat, ont vu paraître des accidents plusieurs mois après. Quoi qu'il en soit, on ne doit pas considérer cette propriété des eaux comme le résultat d'une action spéciale qu'elles exerceraient sur la diathèse, mais simplement comme le résultat de l'action physiologique qu'elles exercent sur la peau et sur ses fonctions.

Les moyens balnéaires employés dans le traitement de la syphilis varient suivant le but qu'on se propose : lorsqu'on veut favoriser l'action des spécifiques ou lorsqu'on veut exercer une action reconstituante sur un organisme affaibli par les préparations mercurielles, on a recours à l'eau en boisson, aux bains, et quelquefois aux douches. Le traitement doit se composer de moyens externes puissants quand on cherche à rappeler les manifestations syphilitiques dans les cas douteux.

Affections utérines.

Parmi les affections utérines qui peuvent être utilement modifiées par les eaux d'Amélie, je citerai, en premier lieu, la leucorrhée ou catarrhe utérin, qui constitue rarement une affection locale et qui peut reconnaître les mêmes causes que le catarrhe bronchique. La leucorrhée qui se rattache à la diathèse herpétique est très-commune ; elle s'accompagne souvent de granulations de la muqueuse utérine qui rappellent les altérations anatoniques de l'angine glanduleuse. M. Gueneau de Mussy a beaucoup insisté sur le rapprochement de causes qui existe entre ces deux affections et les éruptions de nature herpétique.

L'engorgement et les ulcérations de l'utérus peuvent reconnaître la même origine que le catarrhe utérin, dont elles constituent le plus souvent une complication. Du reste, toutes ces affections réclament le même mode de traitement.

Les eaux d'Amélie conviennent non-seulement aux affections utérines de nature catarrhale ou d'origine herpétique, mais encore à celles qui ont pris naissance sur une constitution profondément lymphatique ou même scrofuleuse. Elles peuvent aussi agir efficacement dans les déplacements ou dans les inflammations chroniques de l'utérus survenus à la suite d'accouchements répétés, ou sous l'influence d'une atonie, d'une faiblesse générale, et, dans ces cas, elles agissent sur l'état local en modifiant la vitalité des muqueuses, en rendant aux tissus leur tonicité, et elles exercent une influence salutaire sur l'état général en stimulant les forces et en réveillant la nutrition.

Le traitement des affections utérines se compose d'eau en boisson, de bains et de douches.

L'eau en boisson est donnée dans le but de modifier ou de combattre l'état diathésique ou constitutionnel qui entretient l'affection; elle n'exerce qu'une action secondaire sur l'appareil utérin.

Les bains doivent être prescrits frais ou tempérés; les bains trop chauds peuvent amener des congestions utérines, et par suite produire de fâcheux résultats. Les bains de piscine sont peu employés, parce qu'ils sont trop excitants; on donne la préférence aux bains ou aux demi-bains d'eaux des sources Amélie et Glairineuse, qui sont peu minéralisées et qui sont très-riches en matières organiques. Ces bains, qui sont presque uniquement réservés aux affections utérines, portent le nom de *bains des dames*.

Les douches vaginales ne sont employées que dans un petit nombre de cas, à cause des accidents qu'elles peuvent produire. Elles sont indiquées toutes les fois que l'appareil utérin est le siége d'une atonie très-grande et qu'il ne présente aucun signe de congestion active. Les douches descendantes, lombaires ou hypogastriques, peuvent également amener de fâcheux effets; aussi leur préfère-t-on presque toujours les douches révulsives sur les extrémités inférieures.

Le traitement thermal de ces affections exige une grande surveillance de la part du médecin; il produit quelquefois des phénomènes d'excitation locale, se traduisant par de la douleur, des écoulements leucorrhéiques ou sanguins, qui peuvent réclamer sa suspension. On devra le proscrire formellement chez les femmes pléthoriques prédisposées aux métrorrhagies et chez les femmes parvenues à l'âge critique. Les altérations organiques de l'utérus contre-indiquent toujours l'emploi des eaux.

Affections chirurgicales.

On peut tirer un parti avantageux des propriétés excitantes des eaux d'Amélie dans un certain nombre d'affections chirurgicales, telles que les plaies anciennes, les ulcérations de diverses natures, les engorgements articulaires, les cicatrices vicieuses, etc.

La médication thermale peut agir efficacement sur les plaies ou sur les ulcères entretenus par un vice constitutionnel ou par des conditions locales, telles que l'atonie des tissus, la présence d'un corps étranger ou d'esquilles osseuses. Dans tous ces, cas les eaux peuvent exercer une influence favorable sur l'état général, et elles peuvent produire une excitation locale, qui réveille les plaies ulcéreuses et détermine l'élimination des corps étrangers qui étaient fixés dans l'épaisseur des tissus. Ces propriétés cicatrisantes des eaux d'Amélie, qui avaient été reconnues par Anglada, peuvent être constatées tous les jours sur les malades atteints de plaies ou d'ulcères qui sont traités dans les salles de l'hôpital militaire.

La médication thermale peut également rendre de grands services dans les hydarthroses, les fausses ankyloses, les engorgements articulaires, etc., de nature rhumatismale.

Les cicatrices vicieuses, qui sont le siége de douleurs vives et qui empêchent les mouvements de certaines parties, peuvent aussi être heureusement modifiées par l'excitation thermale.

Le traitement des affections chirurgicales doit varier selon le tempérament du sujet et selon les affections constitutionnelles qui peuvent les compliquer.

Indépendamment des moyens généraux, on emploie des douches et des lotions locales. La médication thermale doit être suspendue toutes les fois que les parties malades sont le siége d'une excitation trop vive ou d'une inflammation aiguë.

www.ingramcontent.com/pod-product-compliance
Ingram Content Group UK Ltd.
Pitfield, Milton Keynes, MK11 3LW, UK
UKHW021948260726
13994UKWH00004B/1605